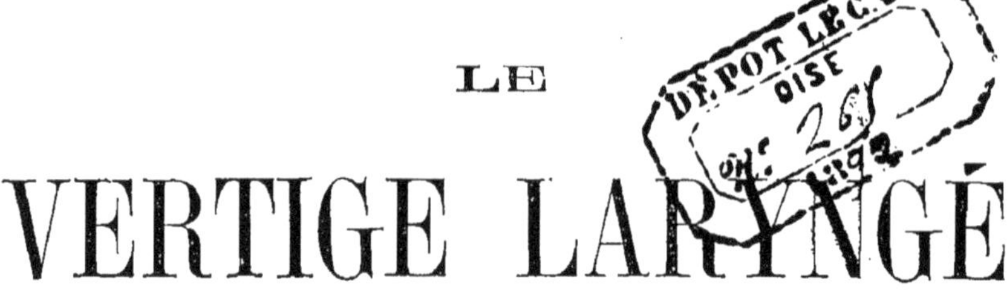

LE

VERTIGE LARYNGÉ

ET LES

ICTUS LARYNGÉS

PAR

Le Dr Albert RUAULT

Communication à la Société médicale du IXe arrondissement

SÉANCE DU 13 OCTOBRE 1892

PARIS

BUREAU DES PUBLICATIONS DU *Journal de Médecine de Paris*

35, BOULEVARD HAUSSMANN, 35

—

1892

LE
VERTIGE LARYNGÉ

ET LES

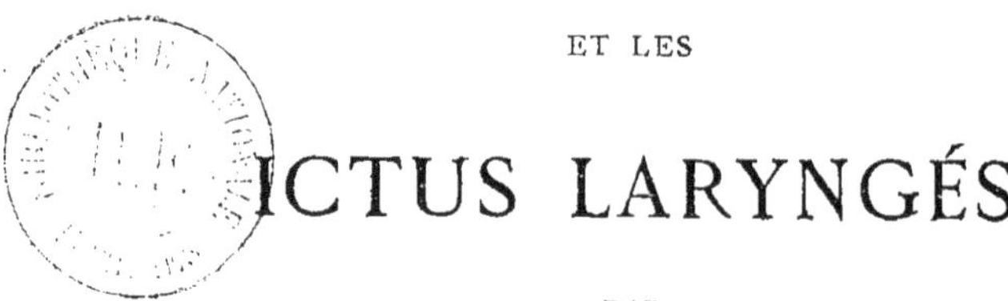

ICTUS LARYNGÉS

PAR

Le Dr Albert RUAULT

Communication à la Société médicale du IXe arrondissement

SÉANCE DU 13 OCTOBRE 1892

PARIS

BUREAU DES PUBLICATIONS DU *Journal de Médecine de Paris*

35, BOULEVARD HAUSSMANN, 35

—

1892

LE VERTIGE LARYNGE ET LES ICTUS LARYNGÉS

PAR

M. le Dr Albert RUAULT.

M. Charcot a décrit pour la première fois, en 1876, une névrose rare et singulière, essentiellement caractérisée par une sensation subite, imprévue, de chatouillement au niveau du larynx provoquant quelques secousses de toux spasmodique et, immédiament après, un ictus apoplectiforme. Au moment de l'ictus, la face rougit ; et pendant la perte de connaissance, qui est complète, il y a quelquefois des convulsions épileptiformes partielles. Mais cet état est de très courte durée : au bout de quelques secondes, le malade revient à lui instantanément, avec pleine possession de sa puissance intellectuelle, sans trace d'hébétude et d'amnésie, absolument comme s'il ne s'était rien passé. Chez quelques sujets, on peut observer des accès avortés ; la perte de connaissance manque, et est remplacée par une simple sensation vertigineuse.

Depuis les premières publications de M. Charcot, de nouvelles observations de vertige laryngé ont été publiées ; mais elles sont encore peu nombreuses. Encore faut-il remarquer que, sur moins de 30 cas connus jusqu'ici, il en est un certain nombre qui paraissent avoir trait, soit à des épileptiques à aura laryngée, soit à des tabétiques ou à des névropathes souffrant d'accès de spasme glottique se terminant par une perte de connaissance, et qui ne répon dent que très imparfaitement au type clinique décrit par M. Charcot. Ce sont des cas d'*ictus laryngés*, et non de *vertige laryngé*, cette dernière dénomination devant être réservée à une variété spéciale d'ictus laryngé indépendante de l'épilepsie essentielle, aussi bien que du tabès, ou de lésions localisées des premières voies respiratoires.

La présente note a précisément pour but d'appeler l'attention sur les caractères de ces ictus laryngés symptomatiques, qui doivent être, à mon sens, distraits du cadre du vertige laryngé de Charcot. Je rappellerai ensuite quelques-uns des symptômes présentés par les malades atteints de cette dernière névrose, et je rapporterai brièvement quelques observations personnelles.

I

L'*épilepsie à aura laryngée* a des caractères spéciaux qui la distinguent ; qu'elle évolue sous la forme vertigineuse ou convulsive, l'attaque a une physionomie propre qui en décèle la nature. La pâleur immédiate de la face, l'hébétude et la sensation de malaise consécutives suffiraient seules à fixer le diagnostic dans certains cas ; dans d'autres, au contraire, les difficultés peuvent être assez grandes pour que quelques auteurs aient été amenés à considérer le vertige laryngé comme un accident épileptique. C'est là, d'ailleurs, une opinion que mes observations personnelles me font résolument rejeter.

Chez les personnes sujettes aux accès de *spasme glottique* d'origine purement dynamique, indépendante de toute lésion de l'appareil d'innervation laryngée, tels que ceux qu'on observe de temps en temps chez les individus nerveux ou de souche *névropathique* à la suite de poussées hypérémiques ou de lésions inflammatoires ou autres de la *muqueuse nasale* ; on voit assez souvent l'accès se terminer brusquement au moment de son acmé par un ictus apoplectiforme ; le malade, dont la face est devenue rouge et turgesgescente, perd connaissance et peut tomber comme sidéré s'il n'est pas assis ou soutenu ; mais, au bout de quelques secondes, une seconde au plus quelquefois, il revient complètement et immédiatement à lui, en même temps que la cyanose disparaît et que la respiration reprend son fonctionnement normal. J'ai publié (1) plusieurs cas de ce genre que j'avais observés pendant l'accès même ; j'en ai vu de nouveaux depuis lors, et il n'est pas douteux pour moi qu'en pareil cas l'ictus ne doive nullement être considéré comme la conséquence de l'apnée et de l'anoxhémie, ou le résultat de l'hypérémie passive de l'encéphale. L'ictus arrive trop tôt, la durée de l'apoplexie est trop courte, le retour à l'état normal offre trop le caractère de l'instantanéité pour qu'on puisse être autorisé à attribuer à l'accident une origine de ce genre ; je crois bien plutôt qu'il s'agit, en pareil cas, comme dans la plupart des cas d'ictus ou dans le vertige laryngé, d'un phénomène bulbaire inhibitoire d'origine périphérique, déterminé par une irritation des terminaisons nerveuses sensitives du larynx transmise par le pneumogastrique à la moelle allongée.

Chez les *tabétiques*, les ictus laryngés peuvent affecter plusieurs formes différentes ; ils peuvent succéder à un accès de spasme glottique avec stridulisme, comme dans le cas précédent ; dans d'autres cas, ils surviennent à la suite d'une ou plusieurs quintes de toux violente, prolongée, où les secousses se succèdent presque sans reprises inspiratoires, jusqu'à ce que la face devienne violette, les veines de la face et du cou turgescentes, les yeux saillants et injectés, et qu'enfin la chute et la perte de connaissance, immédiatement suivie du retour absolu et complet de la conscience, mettent fin à la scène, au bout de quelques secondes, une demi-minute, rarement plus. Dans d'autres cas enfin, l'ictus tabétique ne diffère pas du vertige laryngé isolé. Quelle est la pathogénie des accidents ? Sont-ils, comme dans les faits précédents, d'origine périphérique, sont-ils dus à des lésions irritatives des noyaux bulbaires eux-mêmes, peuvent-ils relever tantôt du premier, tantôt du deuxième mode pathogénique ? Il suffit de poser la question pour reconnaître que sa solution ne peut être qu'hypothétique.

(1) *Archives de laryngologie*, 1888, p. 288 et suivantes.

Une autre variété d'ictus laryngé moins connue que la précédente, mais qui mérite l'attention du médecin à cause de son extrême gravité, s'observe chez des sujets atteints *d'affections organiques du larynx*. En pareil cas l'ictus est unique : la mort subite en est la conséquence fatale. R. Botey, en 1889, a justement appelé l'attention sur la fréquence relative de la mort subite, indépendante de tout phénomène dyspnéique ou spasmodique, dans les cas d'affections laryngées chroniques graves et particulièrement de cancer intra-laryngé. La mort peut survenir, foudroyante, à toutes les périodes de la maladie, soit alors que les troubles respiratoires font encore défaut, soit après qu'ils ont été mis hors de cause, depuis un laps de temps variable, par la trachéotomie. Je puis citer moi-même, dans ma pratique personnelle, un cas de mort subite chez un malade trachéotomisé depuis plusieurs mois pour un sarcome du larynx ; un autre chez un malade de 65 ans (probablement tabétique), observé avec M. Ch. Fernet, atteint de paralysie bilatérale des dilatateurs glottiques, sans accidents dyspnéiques habituels, et chez lequel la mort a été foudroyante, sans avoir été précédée de suffocation ou de tout autre phénomène précurseur ; un troisième qui a trait à un homme de 50 ans atteint de lésions cicatricielles étendues consécutives à une périchondrite ancienne (la mort est survenue, sans dyspnée préalable, et a foudroyé le malade un soir, au moment où il urinait avant de se coucher) ; un quatrième enfin, chez un homme de 30 ans, atteint d'un rétrécissement syphilitique infranchissable, thyrotomisé sans résultat par M. Ch. Monod quelques mois avant sa mort, porteur depuis deux ans d'une canule trachéale, et qui, étant en traitement dans le service de M. Monod à l'hôpital Saint-Antoine, est mort absolument subitement dans la cour de l'hôpital en jouant au bouchon avec d'autres malades.

La pathogénie de ces morts foudroyantes est encore hypothétique. Botey, n'ayant observé que des cancéreux et un tuberculeux, a pensé pouvoir incriminer une altération du nerf récurrent consécutive aux lésions des ganglions péri-trachéo-laryngiens ; mais cette opinion, fondée sur une seule autopsie personnelle, ne me paraît pas soutenable ; non seulement parce que les autopsies des malades ayant ainsi succombé peuvent être négatives, mais encore et surtout en raison de la rareté de la mort subite chez les sujets atteints de lésions récurrentielles. L'autopsie du dernier des malades que j'ai cités tout à l'heure a été faite avec le plus grand soin par M. Monod lui-même, et elle a été absolument négative ; l'encéphale et le bulbe, non plus que les organes thoraciques, ne présentaient aucune lésion capable d'expliquer la mort ; les récurrents étaient intacts, et le larynx seul était atteint d'un rétrécissement intrinsèque avec épaississement considérable du chaton cricoïdien. Il est donc permis de penser qu'en pareil cas le malade meurt par son bulbe, et que la mort est un phénomène inhibitoire, à point de départ laryngé, mais partant du larynx même et non de ses nerfs afférents. Ce sont des faits comparables à ceux obtenus expérimentalement par M. Brown-Sequard, qui a constaté la perte de connaissance et même la mort immédiate, chez les animaux, à la suite d'un coup plus ou moins violent porté au niveau du larynx à la région cervicale antérieure, et a précisément assigné à ces phénomènes la pathogénie que je viens d'indiquer ; pathogénie également applicable aux observations de mort subite déterminée par une pression modérée du cou (sans étranglement ni ecchymoses) soit dans des rixes, soit pendant des exercices de lutte, faits bien connus des médecins légistes. Cependant, il importe de remarquer que chez les sujets atteints de lésions chroniques laryngées graves, la mort subite arrive sans qu'il soit possible de soupçonner sa cause déterminante immédiate, elle n'est précédée d'aucun signe d'irritation laryngée, d'aucune secousse de toux : le malade s'affaisse tout à coup et meurt, et il est impossible de soupçonner pourquoi cette mort survient à ce moment plutôt qu'à un autre.

II

Dans les cas de vertige laryngé de Charcot, au contraire, l'ictus est constamment précédé d'une sensation d'irritation au niveau du larynx, et le malade ne tombe qu'après avoir commencé à tousser. Le début des accidents est évidemment laryngien et l'ictus ne peut non plus s'expliquer que par une réaction bulbaire inhibitoire. Mais l'origine du trouble sensitif laryngé reste problématique ou tout à fait inconnue dans le plus grand nombre des cas. Les observations ne diffèrent guère les unes des autres ; il s'agit, en général, d'hommes d'âge moyen, vigoureux et d'ailleurs bien portants ; parfois, mais non toujours, goutteux, sanguins ou obèses. On a noté, dans un certain nombre de cas, des bronchites aiguës antécédentes, de la bronchite chronique, de l'emphysème. Dans d'autres, il existait de la pharyngite chronique. Le larynx est toujours indemne ou ne présente que des altérations superficielles et insignifiantes. La marche de l'affection est très irrégulière ; le premier accès ne reste jamais isolé, mais le nombre, la fréquence des accès consécutifs, et l'intervalle qui les sépare, sont très variables. Certains malades voient, à un moment donné, les accès se répéter à courts intervalles, plusieurs fois par jour dans quelques cas, puis s'éloigner, et finalement disparaître. Les autres ne sont atteints que deux ou trois fois dans une année, et après deux ou plusieurs années redeviennent indemnes. D'autres enfin ne présentent que trois ou quatre attaques dans leur vie, et parfois l'intervalle qui les sépare est de plusieurs années. Les accès se produisent le plus souvent sans cause déterminante appréciable. Parfois ils paraissent provoqués par l'impression du froid, ou le séjour dans une atmosphère surchauffée ou encore chargée de fumée de tabac ou de poussières.

Sauf dans les cas où le vertige laryngé apparaît comme symptôme du tabès au début, son pronostic est toujours favorable ; car les accidents sont passagers et leur seul danger est d'exposer le malade à se blesser en tombant. En outre, la maladie guérit le plus souvent d'elle-même. Chez quelques malades, la disparition des accès paraît avoir été favorisée par le traitement de lésions pharyngées ou de bronchites antécédentes, mais il serait illusoire de se fier aux résultats d'une thérapeutique qui ne peut être qu'empirique dans tous les cas.

Dans le cours des trois dernières années, j'ai eu l'occasion d'observer personnellement cinq malades atteints de vertige laryngé de Charcot, ce qui, eu égard à la rareté de l'affection, peut être considéré comme une série importante. Dans tous les cas, les accès se produisaient d'une façon toujours identique : chatouillement au larynx, petite toux à peine ébauchée, rougeur de la face plus ou moins marquée ; chute avec perte de connaissance, retour immédiat et complet à l'état normal. Voici les observations de ces cinq malades. Chez quatre d'entre eux, il ne pouvait être question de tabès ; le cinquième seulement pouvait être soupçonné d'un début d'ataxie locomotrice.

Observation I.

Homme de 72 ans, adressé par le Dr Ch. Monod. — Vient d'avoir une attaque de vertige laryngé à la porte d'un café. C'est la troisième fois depuis 35 ans que semblable accident lui arrive, à 15 ou 18 ans d'intervalle, et toujours il a été pris dans des conditions absolument identiques, alors qu'il était assis à la terrasse d'un café, après son repas. La chute a toujours été complète, bien qu'il fût assis, et il a repris connaissance au moment où les assistants le relevaient. Il n'y a jamais eu le moindre malaise après l'attaque, qui a toujours été un accident tout à fait transitoire.— La santé du malade est bonne, malgré son âge ; il boit et fume modérément, sans excès. Examen clinique négatif ; nez, pharynx et larynx absolument sains ; l'attouchement du vestibule laryngé et des régions voisines, avec une sonde, ne provoque pas de réflexes exagérés.

Observation II.

Homme de 53 ans, adressé par le Dr Grenier. — Bonne santé habituelle, examen clinique complet négatif ; urines normales ; aucun signe de tabès ou autre affection nerveuse ; pas de signes d'alcoolisme ni de tabagisme ; cependant il lui arrive parfois de boire des liqueurs plus que de coutume, ce qui lui donne des pituites matinales pendant plusieurs jours. En 1888, bronchite, qui laisse à sa suite des accès de toux quinteuse. Puis, à 5 ou 6 jours d'intervalle, le soir, au moment du repas, surviennent deux attaques de vertige laryngé avec chute. La seconde fois, il tombe sur l'angle de la cheminée et se blesse à la tête. Pas d'autre accès pendant plus d'un an.

En novembre 1889, bronchite légère ; et le 10, au moment où il se croyait guéri, nouvelle attaque de vertige laryngé, également pendant le dîner. Sa femme a le temps de le soutenir ; il reste assis, et il reprend connaissance à l'instant, sans s'être rendu compte de ce qui s'était passé, ainsi que les deux fois précédentes. Sa femme a fort bien remarqué qu'il devenait rouge, mais qu'il n'y avait ni pâleur de la face consécutive, ni convulsions. Pas de nouvelle attaque depuis cette époque, bien que le malade ait tendance à tousser facilement. Aucune lésion du pharynx, ni du larynx. Déviation traumatique de la cloison nasale datant de l'enfance.

Observation III.

Homme de 51 ans, adressé par le Dr Guillot (de Lisy). — Sanguin, légèrement obèse. A eu des coliques hépatiques il y a quelques années. Urines normales ; aucun signe de tabès. En novembre 1891, a pris une bronchite, qui lui a laissé des accès de toux. Quinze jours après le début de cette bronchite, première attaque de vertige laryngé le soir après dîner. Du mois d'octobre au mois de janvier 1892, cinq nouvelles attaques, toujours à la même heure, à intervalles à peu près égaux. De janvier à la fin de mai, époque où je vois le malade, il n'y a plus eu d'accidents, mais la toux persiste. Quelques signes de bronchite ; sibilances. Rien au pharynx, légère congestion du vestibule du larynx. Rien aux fosses nasales.

Observation IV.

Homme de 52 ans, adressé par le professeur Bouchard. — Bonne santé habituelle ; aucun antécédent héréditaire ou personnel à noter. Aucun signe de tabès ou d'autre névropathie. Grand fumeur. Attaque de vertige laryngé pendant une réunion d'une commission administrative, alors que le malade fumait une cigarette. Quatre ou cinq autres attaques depuis lors, à intervalles variables, pendant un an et demi, presque toujours quand le malade fumait ou venait de fumer. Le malade cesse de fumer après le dernier accès. Depuis lors (deux ans environ) les accès n'ont pas reparu. Rien à noter du côté des premières voies ni du larynx.

Observation V.

Homme de 42 ans, adressé par le professeur Bouchard. — Bonne santé habituelle. Rien à noter pour l'hérédité. Syphilis bénigne en 1870, traitée pendant 6 mois ; pas d'accidents consécutifs depuis lors.

Depuis 4 ans se plaint de tousser pendant tout l'hiver, de janvier ou février jusqu'au printemps. Pendant toute cette période de l'année, il tousse régulièrement chaque soir, pendant deux heures et plus, aussitôt qu'il est couché. Une première fois, il y a trois semaines, et une seconde fois il y a quelques jours il a eu des attaques typiques de vertige laryngé, dans la soirée. Examen du thorax négatif. Urines normales. Rien au nez ; ni au pharynx, sauf un peu d'élongation et d'hypertrophie de la luette. Cordes vocales un peu rosées. Pas de réflexes exagérés au contact de la sonde laryngienne. Il n'existe aucun autre signe ou symptôme pouvant faire penser au tabès que l'absence des réflexes rotuliens. Mais celle-ci est absolue. Ce malade ayant été perdu de vue, l'hypothèse du tabès reste possible ; et le cas doit être considéré comme douteux.

Clermont (Oise). — Imprimerie Daix frères, 3 place Saint-André.

www.ingramcontent.com/pod-product-compliance
Ingram Content Group UK Ltd.
Pitfield, Milton Keynes, MK11 3LW, UK
UKHW022212190726
13855UKWH00004B/1726